Publications de **L'UNION MÉDICALE**, Année 1853.

SUR

UN NOUVEAU PROCÉDÉ

DE

TRACHÉOTOMIE

OU DE LA

TRACHÉOTOMIE SOUS-CRICOIDIENNE.

PAR

Le Docteur DECÈS,

Chirurgien en chef de l'Hôtel-Dieu de Reims,
Professeur de l'École de médecine,
Membre correspondant de l'Académie impériale de médecine de Paris, etc.

PARIS,

GERMER-BAILLIÈRE, LIBRAIRE-ÉDITEUR,
Rue de l'École-de-Médecine, 17.

1853

SUR

UN NOUVEAU PROCÉDÉ

DE

TRACHÉOTOMIE

OU DE LA

TRACHÉOTOMIE SOUS-CRICOIDIENNE.

PAR

Le Docteur DECÈS,

Chirurgien en chef de l'Hôtel-Dieu de Reims,
Professeur de l'École de médecine,
Membre correspondant de l'Académie impériale de médecine de Paris, etc.

Publications de **L'UNION MÉDICALE**, Année 1853.

PARIS,

GERMER-BAILLIÈRE, LIBRAIRE-ÉDITEUR,
Rue de l'École-de-Médecine, 17.

1853

SUR

UN NOUVEAU PROCÉDÉ

DE

TRACHÉOTOMIE

OU DE LA

TRACHÉOTOMIE SOUS-CRICOIDIENNE.

Appelé un jour à pratiquer la trachéotomie chez un sujet dont la trachée et le larynx se trouvaient entourés de tumeurs dures, épaisses et adhérentes, je fus obligé de découvrir ce canal dans le seul point demeuré accessible à l'action des instrumens, c'est-à-dire, entre le cartilage cricoïde et le premier anneau. Au premier aspect la difficulté me parut presque insurmontable; cependant, les accidens commandaient et je dus faire des recherches et des essais pour m'assurer jusqu'à quel point on pouvait la tourner. Les faits sont venus répondre à mes désirs, et mes recherches et mes essais n'ont pas tardé à me convaincre que non seulement la position superficielle de la trachée, en cet endroit, permettait de l'atteindre avec plus de facilité que partout ailleurs, mais encore que l'absence de tout vaisseau et de tout autre organe important, enlevait à l'opération tous ses dangers, en même temps qu'elle donnait le moyen d'ouvrir le plus large accès possible à l'air ainsi qu'à la recherche et à l'extraction des corps étrangers. Ce sont ces faits, ces recherches et ces essais que je vais faire connaître, du moins dans ce qu'ils ont d'utile et de pratique, afin de mettre à même d'apprécier jusqu'à quel point le procédé que j'ai employé pour satisfaire à des exigences exceptionnelles, peut être substitué avec avantage à celui qui est généralement adopté.

Quelques mots, avant tout, sur celui-ci. Est-il bon, est-il avantageux? N'a-t-on rien à lui reprocher? S'il en était ainsi, pourquoi le changer, pourquoi proposer de lui en substituer un autre?

Mais au risque de paraître téméraire aux yeux de quelques-uns, nous affirmons qu'il est loin de mériter la confiance qu'on lui accorde en général. Un instant d'examen suffira pour s'en convaincre. On nous accordera facilement que des hommes de la valeur de Vicq-d'Azir, de Desault et de Boyer n'ont pas cédé à de vaines raisons pour le condamner, et qu'ils étaient mus par des motifs sérieux en venant proposer chacun, de lui en substituer un autre. Qu'on nous objecte que leurs procédés n'ont pas prévalu et que malgré tout ce qu'ils ont dit, l'ancien est encore le seul que tout le monde emploie aujourd'hui; nous n'aurons nulle peine à en convenir, mais on nous accordera en retour, que cela ne tient qu'à une seule circonstance, c'est qu'il est, à tout prendre, le moins imparfait de ceux connus. Mais qui oserait soutenir qu'il ne laisse rien à désirer, et que les difficultés et les dangers si bien signalés il y a quelques siècles par un chirurgien célèbre, sont moins grands aujourd'hui qu'au temps où il disait, en parlant de lui : « Doncques les chirurgiens de notre temps, » n'osent entreprendre cette opération, et moi-même aussi, à » leur imitation, ne l'ay jamais faite. Mais ce qui augmente

» encore la peur de nos chirurgiens, c'est qu'ils craignent
» d'offenser les veines, ou les artères jugulaires, ou les nerfs,
» ou les muscles... mais surtout, l'infamie et le déshonneur est
» capable de les épouvanter : parce qu'encore que l'opération
» soit exécutée heureusement,.. néantmoins si le malade vient
» à mourir,.. on rejette la faute sur l'incision. » (Hierosm. Fab.
d'Aquapendente ; *Des opérat. chir.* ch. XLIV.— *Comment il faut
percer la trachée artère en la squinance*, pag. 626 de la trad.
française; Lyon, 1670). Il faut bien en convenir , les dangers
que redoutait l'intrépide Fabrice n'ont pas disparu par les
modifications secondaires qu'on a fait subir au procédé qu'il
décrit, et ce qui était vrai de son temps l'est encore aujour-
d'hui.

Une opinion bien différente s'est produite naguère, je le sais.
M. le professeur Trousseau affirme que la trachéotomie est une
opération simple, facile et sans danger ! Il va jusqu'à dire
que tout médecin, même étranger aux manœuvres de la chi-
rurgie, peut l'entreprendre sans hésitation et la pratiquer
sans crainte! (UNION MÉD., n° 91, pag. 364 et suiv. de l'année
1851.)

Les faits que rapporte M. Trousseau ont une grande valeur,
sans doute, ce n'est pas nous qui voudrions le contester; mais
changeront-ils l'opinion générale ? Feront-ils considérer
comme simple une opération qui réclame des connaissances
anatomiques si nombreuses et si précises? Comme facile, celle
qui exige un manuel opératoire compliqué, des précautions
minutieuses, une attention toujours éveillée et soutenue ?
Comme exempte de danger, enfin, celle qui a occasionné bon
nombre de morts instantanées pendant son emploi? Nous ne
pouvons le croire. Qu'on y réfléchisse d'ailleurs! Est-ce chose
véritablement facile qu'aller chercher la trachée là où elle est

le plus profondément placée? Est-ce chose simple que la découvrir à travers un plexus veineux considérable? Est-ce chose exempte de danger que l'ouvrir largement sur des points qui peuvent être accolés à l'artère de Neubaüer et au tronc brachio-céphalique lui-même? N'est-on pas quelque peu tenté, en présence de rapports si dangereux, d'accuser de discrétion mensongère les annales de la science, quand elles ne rapportent qu'un si petit nombre d'accidens, et d'admettre comme extrêmement probable que les faits cités par Desault, par Béclard et par M. Guersant, ne sont pas les seuls qui aient été observés. Peut-on même s'empêcher de croire que plus d'un Ferrand a caché de semblables malheurs en les enfouissant dans le plus discret oubli.

Est-ce à dire qu'on doive rejeter la trachéotomie? Non, assurément; loin de là. Pour mon compte, je voudrais, comme M. Trousseau, voir cette précieuse opération se propager et s'introduire dans la pratique usuelle. Mais en songeant aux accidens nombreux qui la réclament, souvent à l'instant même et sans préparation, je n'ose l'attendre du procédé usité, parce qu'il est entouré de trop de difficultés et de dangers. Celui-là seul me paraîtrait avoir chance d'y parvenir, qui, simple comme la saignée, permettrait de trouver aisément l'organe sur lequel il faut agir, et ne laisserait redouter ni une hémorrhagie mortelle, ni ces accidens imprévus qui, jusqu'ici, quoi qu'on ait dit, ont fait de cette opération l'apanage d'un petit nombre de mains privilégiées.

Mais, nous dira-t-on, ces circonstances existent-elles? La trachée fournit-elle un point qui soit non seulement facile à sentir et à découvrir, mais encore libre d'organes importans, de nerfs et de vaisseaux considérables? Poser une telle question, c'est déjà presque l'avoir résolue; car qui ignore que le

sommet de la trachée offre toutes ces conditions réunies entre
le cartilage cricoïde et le premier anneau?

Je crois en avoir dit assez pour rappeler les difficultés et les
dangers du procédé usité et pour éveiller l'attention sur la
possibilité de les éviter. Il me resterait à indiquer par quelle
voie on peut y parvenir, mais j'aime mieux laisser aux faits
le soin de répondre et de la faire connaître. J'ajouterai seulement que j'ai recours presque exclusivement à celui que je
vais faire connaître, depuis plus de quatorze ans, que j'en ai
usé pour des cas et des âges différens, avec une égale facilité,
que n'osant les rapporter tous de crainte de tomber dans des
redites inutiles, j'ai cru devoir m'arrêter aux deux premiers,
qui me paraissent suffire; que d'ailleurs je me réserve de
décrire ensuite ce procédé lui-même, puis d'indiquer ses avantages spéciaux en les appuyant de quelques notes dans les-
quelles je résumerai les recherches anatomiques que j'ai faites
à leur occasion, notes qui permettront facilement de les véri-
fier et d'en contrôler la valeur et l'exactitude.

OBSERVATION I. — *Femme de 47 ans ; — toux et enroûment chro-
niques ; — tumeurs indurées sur le larynx ; — tumeur abcédée
sur la trachée ; — violens accès de suffocation ; — trachéotomie
sous-cricoïdienne pendant une asphyxie des plus avancées ; —
mort.*

Le 15 janvier 1839, je trouve, au n° 5 de la salle Sainte-Félicité, la
nommée Catherine Caillet, tisseuse, âgée de 47 ans, domiciliée à Reims.
Elle paraît bien constituée, est d'une taille moyenne et d'un tempéra-
ment lymphatique.

Il y a six mois que, sans cause connue, elle fut prise de toux et d'enroûment ; ses règles, qui avaient marché régulièrement jusque là, ont
cessé de paraître depuis trois mois, et aussitôt des tumeurs ont paru en
avant et sur le côté droit du larynx et de la trachée. D'abord isolées et
mobiles, elles se sont indurées et agglomérées ; en même temps les
accidens qu'elle éprouvait ont pris de la gravité ; à la dyspnée a succédé

un étouffement habituel, et, depuis plusieurs semaines, de violens accès de suffocation qui l'effraient et l'ont décidée d'entrer à l'Hôtel-Dieu.

Fille, sans enfant, aucun de ses proches n'a été atteint de scrofules ni de phthisie ; elle-même n'a éprouvé ni maladies de peau, ni syphilis, et, sauf quelques rhumes pendant la mauvaise saison, elle a joui constamment d'une bonne santé.

Etat actuel. — Voix enrouée, rauque, cassée et mal articulée ; toux fréquente, sèche le plus souvent, mais qui ramène parfois un crachat petit, dense et visqueux. La toux se répète sous forme de quintes, notamment le soir et le matin, et après chacune d'elles la voix s'éteint, la malade peut à grand'peine se faire entendre à voix basse, et sa respiration s'accélère, devient pénible, bruyante, irrégulière et saccadée. Cependant, hors les momens où elle est tourmentée, elle est calme et peut aller et venir sans grande difficulté. La poitrine est sonore dans toute son étendue ; l'expansion vésiculaire obscure, sauf au sommet des poumons, où on la perçoit faiblement. Le pouls est faible, fréquent, mais calme et régulier ; la langue blanche et étalée, l'appétit encore prononcé, les digestions bonnes, les garderobes rares, la peau sèche et d'un blanc mat ; toutes les autres fonctions, sauf la menstruation, s'exécutent d'une manière normale.

Il nous faut revenir aux symptômes locaux qui n'ont été qu'incomplètement indiqués, et sur lesquels nous avons besoin d'appeler plus particulièrement l'attention. Douleur habituelle dans la région du larynx qui redouble par la toux, la phonation et la déglutition ; la pression de cet organe la développe à un plus haut degré, mais n'y détermine aucune crépitation. Plusieurs tumeurs entourent cet organe : la première, implantée sur le cartilage thyroïde, le couvre presqu'en entier et le déborde un peu à droite ; la seconde adhère en partie à la précédente, longe le côté droit du larynx, soulève et enveloppe le bord correspondant du muscle sterno-mastoïdien, et va se terminer au niveau du corps thyroïde en s'unissant à la troisième qui, plus inférieure, occupe la région antérieure du col depuis le corps thyroïde jusqu'au sternum, en emplissant toute la fossette où elle s'élève de manière à former un relief de plus d'un centimètre. La première s'est ouverte dès les premiers jours de décembre, la seconde quinze jours après, et l'une et l'autre continuent à fournir une petite quantité de pus séreux et floconneux. La troisième au contraire, rénitente au centre, où l'on sent un mouvement douteux et mal accusé de fluctuation, résiste dans le reste de son étendue. Cependant, sauf en ce point, toutes ces tumeurs sont dures, adhérentes, et suivent les mouvemens du larynx ; elles forment par leur union, une sorte de plastron sous-cutané, qui couvre toute la longueur de l'arbre aérien dans sa région cervicale, excepté dans le seul point qui correspond au sommet de la trachée. Là en effet, leur écartement laisse subsister une échancrure ouverte à gauche, dont le bord supérieur est distant de 35 millimètres environ de l'inférieur, et le fond en rapport avec le cartilage cricoïde qu'on trouve dévié, en outre, de 12 à 15 millimètres, à gauche de la ligne médiane.

Le pharynx participe largement aux désordres du larynx : sa muqueuse est rouge, épaisse, mamelonnée, parsemée de petites ulcérations superficielles, comme tigrée de taches d'un gris jaunâtre, qui semblent produites par des concrétions albumineuses disséminées sur tous les points que la vue peut explorer, et plus particulièrement sur le côté droit, où elles sont plus petites et plus rapprochées. La déglutition est difficile et douloureuse : la malade ne peut avaler que des alimens liquides ou des boissons, et par petites quantités à la fois.

Cet examen terminé, un premier ordre de questions semble se poser de lui-même : quel est le véritable siège de l'affection et quelle en est la nature? La maladie siége-t-elle principalement dans les tumeurs externes et indurées? Serait-ce dans le pharynx ou le larynx qui, l'un et l'autre, sont évidemment lésés? Les tumeurs ont succédé à l'enroûment et à la toux qui attestaient la maladie du larynx, elles leur sont consécutives. La pharyngite ne s'est révélée qu'après l'apparition de celles-ci, on ne peut par conséquent la considérer que comme une simple coïncidence, une extension, ou si j'ose dire, une succession de parenté et de voisinage. Reste donc l'affection du larynx, point initial de tous les désordres observés. C'est dans ses fonctions qu'ont éclaté les premiers troubles ; c'est dans son organisation ou autour de lui, que les premières lésions se sont manifestées. La fixité et la permanence de siège, de symptômes et d'accidens, tout annonce que non seulement il a été atteint le premier, mais qu'il est le principal organe lésé. Toutefois, s'agit-il ici, d'une inflammation simple, d'une affection spéciale ou d'une véritable diathèse ? Il n'existe ni amaigrissement, ni faiblesse, ni langueur, ni teinte jaune-paille, ni tumeur dans d'autres régions, qui puissent faire soupçonner une diathèse cancéreuse ; les ulcérations du pharynx pourraient faire penser à une infection syphilitique, mais l'absence de tout autre ulcère, de syphilides, d'exostôses, de gommes, de douleurs nocturnes, éloignent entièrement cette supposition. D'autre part, tandis que les crachats sont muqueux et non striés, que la sonorité de la poitrine est parfaite, que le murmure vésiculaire bien que faible, est pur de tout râle et de tout bruit anormal, qu'il n'existe ni sueurs nocturnes ni diarrhée ni amaigrissement prononcé qui autorisent à rattacher cette maladie à une diathèse tuberculeuse, son origine, son évolution, la durée de ses symptômes et leur permanence dans le larynx, suffisent pour caractériser une inflammation chronique de cet organe, inflammation sans signes spéciaux, sans aucun symptôme diathésique, par conséquent, simple et idiopathique.

Ce sont ces données qui servent de base au traitement dirigé d'abord contre elle, et qui a consisté dans une médication adoucissante, antiphlogistique et révulsive. La saignée, les sangsues, les ventouses scarrifiées, lui sont d'abord opposées; puis les pédiluves et les brachiluves synapisés, les purgatifs, etc.

Cependant la maladie fait des progrès : le 19 les quintes ont pris un si haut degré d'intensité, qu'elles sont suivies d'un sifflement laryngé qui se prolonge, perce à distance et se fait entendre distinctement du couloir qui précède la salle. Un large vésicatoire est appliqué entre les épaules et des gargarismes alunés sont employés.

Le 24, la déglutition, habituellement difficile, devient pénible et même douloureuse : la malade *s'entrache* (1) en avalant. Un peu de boisson prise en notre présence, ne peut pénétrer dans l'œsophage qu'en petite quantité et à l'aide de grands efforts; la plus grande partie revient par le nez ou tombe dans le larynx où elle fait éclater au même instant une toux convulsive suivie d'une suffocation des plus menaçantes.

Mais nous devons ajouter que ces accidens ne sont que momentanés et passagers : la malade se croit même en voie d'amélioration. Chaque remède, à mesure qu'il est proposé sert en quelque sorte d'aliment à ses trop confiantes illusions; elle leur attribue le peu de calme qu'elle doit exclusivement, au repos qu'elle prend depuis son séjour à l'hôpital. Nous ne pouvons nous méprendre sur ce calme traversé par des quintes plus fréquentes et plus longues; nous remarquons en outre, que sa voix s'éteint de plus en plus et que les suffocations acquièrent plus de durée et d'intensité. Aussi, en présence d'une asphyxie qui nous paraît prochaine, croyons-nous devoir lui proposer la trachéotomie comme

---

(1) Qu'on nous pardonne de risquer ce néologisme : la langue française ne possède nul autre mot pour le remplacer. C'est bien *dans la trachée* (Ἐν τραχεία) que pénètre l'aliment ou la boisson. *Avaler de travers*, comme on dit, est une locution aussi fausse qu'inexacte, car on n'avale pas dans ce cas, on inspire ; et qui sait si c'est en long, de biais ou de travers !

son principal moyen de salut. Malheureusement, cette opération effraie beaucoup cette pauvre femme, elle ne consentira à s'y résigner, dit-elle, qu'autant qu'elle sera convaincue que nul autre remède ne pourra la soulager.

De là un délai fâcheux. Réduit à continuer une médication secondaire et insuffisante, je ne puis réussir à enrayer la marche sans cesse envahissante de cette maladie. Bientôt même, le rétrécissement du larynx devient si considérable, qu'une quinte qui éclate dans la nuit du 31 janvier au premier février, occasionne une véritable asphyxie au milieu de laquelle, elle perd connaissance et croit succomber. Aussi, vivement impressionnée par le danger auquel elle vient d'échapper, je la trouve lors de ma visite du matin, dans des dispositions bien différentes : elle réclame maintenant, d'elle-même, l'opération qu'elle semblait tant redouter. Mais une circonstance fâcheuse tarde peu à ébranler sa résolution : un peu de calme vient à reparaître, et tout chancelle avec lui. Mue alors, par un sentiment de fausse sécurité, ou peut-être par quelque leurre secret d'y échapper, elle y met pour condition expresse, qu'elle ne sera pratiquée que le lendemain matin. Rien ne peut ébranler sa funeste résolution.

Ce délai devait en effet lui être fatal. La journée fut orageuse, la nuit suivante plus terrible encore, et je la trouve si mal le lendemain au moment de ma visite, que je n'ose plus rien tenter. Un filet d'air entre à peine dans sa poitrine, son pouls est insensible et irrégulier ; yeux ternes et vitrés ; face bouffie et plombée ; lèvres et extrémités livides et froides ; sans connaissance, insensible, immobile, elle est plongée dans un état de torpeur effrayant.

Bien convaincu que l'art ne pouvait plus rien pour elle, je m'étais déjà retiré, lorsqu'une réflexion vint quelque peu ébranler ma résolution. L'asphyxie était des plus avancées, il est vrai, mais avait-elle franchi les limites au-delà desquelles tout secours est impuissant ? quelles sont ces limites ? le diagnostic les a-t-il bien précisées ? Une grande probabilité fut la seule réponse que je trouvai pour résoudre ces questions. Me souvenant alors du précepte de Celse : *Satius est enim anceps auxilium experiri, quam nullum*, je me demandai si, quelque frêle que fût l'espoir auquel le doute pouvait s'accrocher, il n'y avait pas lieu de prendre un autre parti, surtout en présence d'une torpeur qui écartait tout sentiment de crainte chez la malade, et d'une insensibilité qui la préserverait de toute douleur. Quelque décevantes que dussent être ces réflexions elles suffirent cependant pour me faire hésiter et finirent par me ramener. Je me décidai donc à tenter la trachéotomie en présence

des elèves de l'École, et la pratiquai sans désemparer. Une incision longitudinale faite sur la région moyenne du col met en évidence le cartilage
cricoïde, l'isthme du corps thyroïde et les deux premiers anneaux trachéaux, seul point accessible, comme on s'en souvient; une seconde
incision transversale isole le cartilage cricoïde du premier anneau, et
une large ouverture donne aussitôt accès à l'air dans les voies respi-
ratoires.

Cette opération, pratiquée avec une grande célérité, ne fut contrariée
ni par les mouvemens de la malade, ni par l'écoulement du sang, elle en
perdit à peine une cuillerée à bouche. Mais nous observâmes pendant
sa durée deux phénomènes qui méritent d'être rappelés; le premier,
c'est qu'à mesure que le bistouri pénétrait dans la trachée, le premier
anneau s'éloignait du cartilage cricoïde et s'abaissait avec rapidité, en
ouvrant instantanément par son retrait une large ouverture; le second,
c'est qu'en même temps que cette ouverture s'accroissait, l'air s'y pré-
cipitait et s'y engouffrait en produisant un sifflement comparable à celui
qu'on entend lorsqu'on ouvre le robinet d'un ballon où le vide a été
fait.

L'introduction de l'air, dans les voies aériennes, avait été si rapide et
si abondante, qu'elle nous fit concevoir l'espoir du rétablissement de la
respiration; malheureusement il n'en fut pas ainsi. Quelques inspira-
tions inégales et intermittentes furent les seuls efforts que nous pûmes
observer. Et, bien qu'une respiration artificielle fût promptement éta-
blie et longtemps continuée, que des titillations du nez et de la luette,
que des frictions irritantes, que des excitans de toute nature fussent
utilisés pour la seconder, la turgescence de la face tomba rapidement,
sa teinte violette disparut, le refroidissement devint général, et nous
pûmes enfin nous convaincre que toute lutte ultérieure devenait inutile
et que rien ne pouvait la ranimer.

L'autopsie fut pratiquée vingt-quatre heures après la mort, en présence des élèves de l'Ecole de médecine.

Le larynx est déjeté à gauche de la ligne médiane, de 13 à 14 millimètres environ. Mis en évidence par une coupe de la lèvre inférieure
qui se bifurquait sous la base de la mâchoire inférieure pour en suivre
les branches et aller se terminer sur les côtés du col, et par une sec-
tion de la ligne médiane du maxillaire inférieur, qui permit d'en détacher les parties molles jusqu'au pharynx, nous pûmes alors observer
les altérations suivantes : l'entrée de la glotte est presque entièrement
fermée par le gonflement de ses bords; la petite ouverture qui subsiste

et dans laquelle pourrait entrer à peine une plume de corbeau, est bouchée par un paquet de mucosité grisâtre, tenace, qui adhère à sa circonférence et pénètre ce conduit comme un clou qui y serait enfoncé. La muqueuse qui recouvre les cordes vocales, les ventricules et le reste du larynx, est épaisse, friable et d'un rouge foncé. Celle du pharynx, avec laquelle elle se continue, est livide, tuméfiée, mamelonnée, érodée sur un grand nombre de points, et couverte par places d'une matière jaunâtre et pultacée. Le tissu cellulaire sous-muqueux du larynx et du pharynx est épaissi et induré en général, et notamment près de la grande corne droite du cartilage thyroïde. Les cordes vocales sont rouges et hypertrophiées; la supérieure du côté droit a plus que doublé de volume. Les cartilages du larynx ont leur aspect, leur couleur et leur consistance normales; aucun n'est ossifié. L'épiglotte, détruite jusqu'à la base, n'offre plus, comme vestiges, que deux petites excroissances rouges, molles et fongueuses sur les points où ses bords étaient fixés. Les muscles laryngés sont rouges et hypertrophiés. Le corps thyroïde est dense, d'un rouge grisâtre, plus développé à droite, où il contourne la trachée pour pénétrer entre celle-ci et l'œsophage.

Les tumeurs sous-maxillaires sont constituées par des ganglions lymphatiques hypertrophiés, mais non dégénérés. Celles qui couvrent le larynx et la trachée offrent des altérations diverses; les deux supérieures, ouvertes sur le côté droit du col, sont traversées par un trajet fistuleux qui se termine en cul-de-sac dans leur épaisseur; la troisième, qui occupe la fossette sus-sternale, en grande partie ramollie, contient environ deux cuillerées à bouche de pus séreux, enfermé dans une sorte de membrane rouge et tomenteuse qui comprime la trachée-artère, dont elle n'est séparée que par un lacis vasculaire congestionné.

La muqueuse qui tapisse la trachée et les bronches paraît saine. Les poumons, libres d'adhérences, sauf à la base du gauche, où se rencontre un flocon de lymphe plastique, sont lisses, marbrés, sans traces de tubercules; ils crépitent partout, excepté le long de leur bord postérieur, sur lequel une coupe longitudinale donne issue à du sang liquide mêlé d'air et de mucosités. Le cœur a un volume normal, ses cavités droites et les veines caves sont distendues par du sang noir liquide; les gauches sont vides.

L'orifice supérieur de l'œsophage, rouge et rétréci, permet difficilement l'introduction du doigt auriculaire; immédiatement au-dessous et dans le reste de son étendue, ce conduit est blanc et paraît sain. L'estomac, les intestins, le foie, la rate, les reins et tout l'appareil urinaire n'offrent rien d'anormal. La peau, les os du crâne , la face interne des tibias, les organes génitaux ne portent aucun stygmate vénérien. Les veines du cerveau et du cervelet sont pleines et distendues ; les méninges soulevées par un peu de sérosité , les ventricules cérébraux à demi remplis. La coupe du cerveau est piquetée de rouge.

Catherine a évidemment succombé aux suites de l'asphyxie dans laquelle elle était plongée ; le procédé opératoire n'y est pour rien : court, rapide, sans douleur ni hémorrhagie, ces conditions favorables l'eussent sauvée s'il en eût été temps encore. Toute idée d'échec écartée , reste le procédé en lui-même. D'une grande facilité d'exécution, il nous avait fourni une ouverture à larges dimensions, que l'indicateur traversait librement, qui pouvait par conséquent admettre une canule des plus fortes proportions, et offrir un libre accès à l'air. Mais inspiré par la nécessité, ne devait-on pas croire qu'il ne conviendrait qu'à quelques cas exceptionnels? Les avantages que nous venons de rappeler nous firent espérer mieux pour lui, et bientôt un examen attentif nous conduisit à croire que l'art pourrait l'utiliser contre des affections plus fréquentes et plus nombreuses. Parmi elles, le croup eut notre première pensée. Mais, comme chacun le sait, c'est surtout une maladie de la première enfance ; or, il importait avant tout de s'assurer jusqu'à quel point notre procédé lui serait applicable. Nous fîmes donc des recherches et des essais sur des enfans de différens âges, qui ne tardèrent pas à nous convaincre qu'il fallait en effet quelque peu le modifier chez eux. Nous nous réservons de faire connaître cette modification dans l'observation suivante, qui concerne le premier fait où nous l'avons employé dans le jeune âge.

OBSERVATION II. — *Garçon de 7 ans ; — seconde attaque de croup;
—fausses-membranes sur les amygdales;— suffocations violentes;
— asphyxie des plus avancées;— trachéotomie sous-cricoïdienne;
— extraction de débris membraneux; — grande amélioration ;
— nouveaux phénomènes d'asphyxie;—;mort trente heures après
l'opération.*

Mon collègue Blanchard, médecin de l'Hôtel-Dieu de Reims , me fit
appeler le 30 mars 1840, au faubourg Saint-Thomas, pour pratiquer la
trachéotomie sur le fils unique de M. Beaudout.

Ce jeune garçon, âgé de 7 ans, d'une constitution lymphatique, jouit
habituellement d'une bonne santé. Il est arrivé au cinquième jour d'une
seconde attaque de croup qui, une première fois et un an avant, s'est
terminée heureusement par l'éjection d'une fausse membrane. Cette
fois, il a été pris au début d'une toux insolite qui n'a malheureusement
appelé que tardivement l'attention des parens , et lorsque déjà la rau-
cité de la voix eût acquis un caractère alarmant , et que l'abattement
des forces , la chaleur de la peau, la soif et la fièvre eurent atteint un
haut degré d'intensité.

Mandé la veille seulement , M. Blanchard reconnaît aussitôt tous les
signes du croup : exsudation grisâtre et adhérente sur les amygdales,
douleur au larynx , toux caractéristique , fièvre , etc. , et ordonne des
sangsues au col, de la moutarde aux jambes et un vomitif.

Le 29 au soir , amélioration douteuse et mal dessinée. Large vésicatoire sur la région antérieure du col , calomel à doses fractionnées,
boissons émollientes et gommeuses continuées.

Le 30 au matin, nuit agitée et sans sommeil ; sa toux a pris le timbre
métallique , quintes fréquentes, voix éteinte, suffocations et défaillances.
Cependant, le jour ramène un peu de calme. Nouveau vomitif qui fait
rendre une fausse membrane grisâtre, épaisse, consistante , longue de
près de 2 centimètres.

Le 30 , à onze heures du soir , je vois le malade. Mandé lui-même
quand les accidens avaient déjà acquis la plus haute gravité , mon con-
frère m'appelle pour tenter contre la période extrême de la maladie,
l'unique moyen de salut qui reste à lui opposer. Nous trouvons en effet
cet enfant dans un état qui semble appartenir à une véritable agonie.
Affaissé, immobile, livide, sans connaissance, les membres froids , un
œil fermé, l'autre largement ouvert et dévié en haut au point de ne
laisser entrevoir qu'un petit segment de la cornée; sa respiration est

sifflante, incomplète et saccadée. Ce n'est qu'après quelque temps d'attente et une quinte de toux éteinte, que nous remarquons quelques mouvemens automatiques ; mais il retombe aussitôt dans une prostration effrayante au milieu de laquelle son pouls peut à peine être senti et compté.

Une menace aussi prochaine ne laisse aucun délai. L'opérer, c'est infiniment risquer, mais l'abandonner, c'est le livrer à une mort certaine. Le père est averti ; il comprend le péril de cette situation, nous presse de l'affronter, et nos craintes et nos répugnances cèdent devant ses sollicitations.

L'enfant placé et maintenu convenablement, nous pratiquons une incision longitudinale sur la région moyenne du col ; les muscles sont écartés, le premier espace annulaire de la trachée, mis à nu et divisé comme dans le cas précédent, mais le résultat n'est pas aussi avantageux. Au lieu de s'écarter l'une de l'autre, les lèvres de l'ouverture trachéale se maintiennent au contact, et le passage est trop étroit pour permettre l'introduction d'une canule. Il faut donc l'agrandir sans délai. Nous abaissons rapidement l'isthme du corps thyroïde, ce qui met en évidence le sommet de la trachée ; nous le divisons perpendiculairement sur la ligne médiane, en intéressant les deux premiers anneaux, de manière à donner à cette double incision la forme d'un T, et nous constatons avec plaisir que cette ouverture a acquis toutes les dimensions requises. Cependant, une canule de forte dimension y est à peine introduite, que l'enfant pâlit et s'affaisse ; sa respiration s'embarrasse et bientôt se suspend. Quelques efforts instinctifs semblent bien encore la continuer, mais leur énergie diminue peu à peu et ils s'éloignent sensiblement ; quelques secondes encore, et tout cesse et s'arrête. Vivement préoccupé de cet accident, j'enlève la canule à la hâte pour en chercher la cause ; j'explore la trachée, saisis quelques fausses membranes qui y flottent et l'obstruent, mais sans parvenir à les détacher. Entraîné par l'urgence et manquant de tout autre moyen, j'applique les lèvres autour de la plaie, opère une forte succion et parviens ainsi à extraire une membrane canaliculée longue de près de 7 centimètres. Cependant, malgré la rapidité de ces soins, le temps court et la respiration ne se rétablit pas. Nous croyions notre petit malade déjà mort depuis plus de 30 secondes, quand heureusement un premier effort d'inspiration vint tout ranimer. De nouveaux efforts lui succèdent, l'air pénètre dans les poumons, réveille l'hématose et produit une véritable résurrection. Bientôt une légère rougeur colore ses joues, son œil s'ouvre ; il regarde avec étonnement autour de lui, puis s'affermissant, il s'appuie sur le bras

et exerce des mouvemens libres et réguliers. Nous pouvons alors repla-
cer et fixer la canule, couvrir la plaie d'un appareil simple et léger, et
enfin quitter l'enfant dans un état fort satisfaisant.

Le 31, à huit heures et demie du matin, M. Blanchard le voit seul. Il
apprend que le reste de la nuit a été calme, bien qu'il ait peu dormi. La
toux a continué et a expulsé une certaine quantité de mucosités grisâ-
tres et consistantes. Une partie de celle-ci s'est arrêtée et desséchée
dans la canule, dont elle a rétréci le diamètre au point de gêner la respiration ; quelques symptômes d'asphyxie se sont même produits depuis
peu ; mais il suffit de la nettoyer pour qu'aussitôt la respiration reprenne
avec force et que l'enfant se remette complètement.

Nous le voyons ensemble à midi et apprenons que le calme qui a
succédé aux soins du matin a duré jusqu'à onze heures et demie ; à ce
moment, le petit malade s'est assis et a bu seul. Mais depuis tout a
changé. Nous le trouvons plongé dans un état comateux, sa respiration
est embarrassée, sa figure et ses extrémités sont froides et à demi-cyano-
sées, son pouls est fréquent et faible. Des fausses membranes tapissent
de nouveau la canule ; nous les enlevons en remarquant avec peine
qu'elles se prolongent dans la trachée et pénètrent profondément dans
les voies aériennes.

Cette nouvelle reproduction de fausses membranes, le siége qu'elles
occupent, les accidens qu'elles déterminent, nous paraissent du plus
mauvais augure ; malgré les soins que nous prenons de les détruire et
d'en prévenir le retour, nous ne pouvons plus nous faire illusion sur
l'issue fatale qui lui est réservée. Aussi, l'amélioration qui leur succède
n'est-elle que passagère ; avant peu, de nouveaux phénomènes d'asphyxie reparaissent ; se rapprochent et finissent par l'enlever.

L'autopsie n'a pu être faite.

Il est constant que cet enfant, arrivé à la période extrême
du croup, succombait aux progrès d'une asphyxie des plus
avancées, lorsque la trachéotomie a été pratiquée ; que l'opération lui a procuré tout le bien qu'il était possible d'en attendre, puisqu'il a bien respiré, que les accidens ont cédé et que,
sans la reproduction des fausses membranes et leur extension
dans les bronches, on eût pu compter sur un succès. On ne
lui attribuera pas la syncope effrayante qui a succédé à l'in-

troduction de la canule. Il est certain que tout autre procédé n'aurait pu éviter l'obstacle qui l'a occasionnée. Nous ne dirons rien de quelques difficultés secondaires dues à l'application du vésicatoire : l'épiderme était détaché et soulevé, le derme couvert d'une couche gélatineuse et gluante, les tissus sous-jacens épaissis et congestionnés. On ne pouvait aisément sentir le larynx et la trachée, ni tendre et fixer la peau sur eux ; mais il a suffi, pour les diminuer de beaucoup, d'enlever l'épiderme, d'absterger la peau et de recourir aux plus simples notions anatomiques. Il n'en peut être de même de la nécessité de pratiquer une seconde incision pour agrandir l'ouverture trachéale ; sans celle-ci , la première qui ne peut dépasser les trois cinquièmes antérieurs de la trachée sans crainte de léser les nerfs récurrens, eût été insuffisante pour introduire la canule. Cette nécessité tient à l'étroitesse du conduit aérien de l'enfant, et la commande par conséquent dans le jeune âge. Heureusement, rien n'est plus simple qu'abaisser quelque peu l'isthme du corps thyroïde, et qu'inciser les premiers anneaux ; ce dernier temps allonge à peine la durée de l'opération.

Nous nous arrêtons à ces deux premiers faits qui suffisent pour prouver que notre procédé peut être employé chez l'adulte et l'enfant. Nous aurions pu en citer de plus heureux. Nous ne l'avons pas fait parce que nous avons hâte de finir et que nous n'avons nullement l'intention de prouver qu'il guérit le croup ni la phthisie laryngée, mais seulement qu'il fournit une ouverture suffisante pour faire largement respirer, en même temps qu'il met à l'abri de toute chance d'hémorrhagie et d'autres accidens sérieux. Ceci dit, nous allons faire connaître la manœuvre opératoire qu'il réclame chez l'adulte et chez l'enfant.

Tout étant disposé comme pour le procédé ordinaire, le malade placé et maintenu dans la position usitée, l'opérateur se tient à sa gauche de préférence; il tend les tégumens du col, les incise sur la ligne médiane depuis le bord inférieur du cartilage thyroïde jusqu'au niveau de l'isthme du corps thyroïde, dans une étendue de 25 à 30 millimètres. Les bords de cette incision et les muscles sous-jacens sont isolés puis écartés les uns des autres par deux crochets mousses confiés à un aide. Alors apparaissent à nu le cartilage cricoïde et le premier anneau trachéal; l'ongle de l'indicateur gauche est appliqué sur la membrane qui les sépare, sert de conducteur à la pointe d'un bistouri qu'on plonge dans la trachée en divisant transversalement cette membrane. Le tranchant de l'instrument est dirigé successivement à droite et à gauche, isole le larynx de la trachée jusque un peu au-delà des extrémités du diamètre transversal de celle-ci, et produit ainsi une ouverture suffisante. Pendant ce dernier temps, l'ongle glisse sur le premier anneau qu'il n'a pas quitté, s'enroule sur son bord supérieur, pèse sur lui et l'abaisse comme ferait un crochet. Cette dernière manœuvre a pour but d'accroître rapidement l'ouverture trachéale, de fournir un large accès à l'air et d'assurer l'introduction de la canule.

Arrivé là, si l'on remarque que l'ouverture trachéale est insuffisante, rien de plus facile que de l'accroître autant que les exigences peuvent le réclamer. On abaisse l'isthme du corps thyroïde de manière à découvrir les deux, trois ou quatre premiers anneaux, on engage l'une des pointes mousses d'une paire de ciseaux dans l'ouverture transversale de la trachée, l'autre est appliquée perpendiculairement sur la partie antérieure du tube aérien, on divise celui-ci, et l'on obtient ainsi, par cette double incision, une ouverture qui a la forme d'un T.

Nous ne dirons rien de la facilité d'exécution et de l'inno-
-cuité de ce procédé ; l'une et l'autre ressortent avec évidence
de la manœuvre que nous venons de décrire ; nous ne voulons
insister un instant que sur l'avantage qu'il possède de se prêter
à quelques exigences, souvent de la plus haute importance, en
fournissant une ouverture à laquelle on peut donner des proportions qui dépassent tous les besoins connus. Chez l'adulte,
l'incision transversale suffit ; chez l'enfant, il faut y ajouter la
division des deux premiers anneaux : mais là ne s'arrêtent ni
chez l'un ni chez l'autre, les limites qu'on peut franchir sans
danger ; on peut abaisser cette dernière incision jusqu'au
troisième, au quatrième et même au-delà. On conçoit combien
cette ressource peut être précieuse pour la recherche et
l'extraction de certains corps étrangers. En veut-on un exemple
frappant ? Supposons pour le donner, qu'un corps étranger
rond, du diamètre de 20^{mm}, et par conséquent de 60^{mm}, de
circonférence, se soit introduit dans la trachée d'un adulte :
cela ne s'est peut-être jamais vu, mais assurément un plus
volumineux ne pourrait traverser l'anneau du cartillage cricoïde ; supposons encore que ce corps a doublé de volume et
qu'il a acquis dans la trachée 90^{mm}, de circonférence ! Eh
bien ! même pour ce cas impossible, notre procédé fournirait
une ouverture suffisante, comme un simple calcul va le démon-
trer. On estime en moyenne, le diamètre de l'extrémité supérieure de la trachée de l'adulte à 20^{mm}, soit 60 de circonfé-
rance. Nous avons dit qu'on peut le diviser sans crainte, dans
ses 3/5mes antérieurs ; on obtient donc ainsi une ouverture
de 36^{mm}, de côté qui a 72^{mm}, de circonférence. Si nous y
ajoutons maintenant le produit de la division longitudinale
des trois ou quatre premiers anneaux trachéaux qui fournit
aisément 20 à 25^{mm}, de côté, ou 40 à 50^{mm}, de circonférence,

nous obtiendrons ainsi une ouverture totale de plus de 100^{mm}, de circonférence, proportion qui équivaut au double environ, de celle qu'on obtient par le procédé ordinaire, et évidemment de beaucoup supérieur à tous les besoins connus (a).

Je crois donc être fondé à tirer des faits qui précèdent, les conclusions suivantes :

1º La trachéotomie sous-cricoïdienne est un procédé simple, facile et sans danger ;

2º Par elle on attaque la trachée-artère dans son point le plus superficiel et le plus facile à trouver ;

3º On respecte le larynx, et l'on s'éloigne également de la glotte et des bronches ;

4º On n'intéresse ni vaisseaux, ni nerfs, ni muscles, ni glandes, ni cartilages ;

5º Malgré les petites dimensions de l'incision de la peau, on peut ouvrir la trachée dans une étendue plus considérable que par tout autre procédé ;

6º L'ouverture qu'il fournit, permet de placer et de conserver à demeure, des canules capables d'entretenir largement la respiration, tout en se prêtant, si cela est nécessaire, à la recherche et à l'extraction des corps étrangers des plus fortes dimensions.

(a) Les mesures suivantes ont été prises sur des sujets d'âge et de sexe différens, soit par moi, soit par M. Créveaux, interne aussi zélé qu'intelligent de l'Hôtel-Dieu de Reims.

1° *Homme adulte.*

Les diamètres de la trachée-artère, pris à l'intérieur et au niveau du premier anneau cartilagineux, offrent :

Le bilatéral, 21^{mm}, l'antéro-postérieur, 19, moyenne, 20, circonférence. . . . . : . . . . 60 ^{mm}

Dans la *trachéotomie sous-cricoïdienne*, les coupes ont fourni :

1° L'incision transversale des 3/5mes antérieurs du 1er espace trachéal, 36^{mm} de côté, ou une ouverture d'une circonférence de. . . . . 72 ^{mm}

2° L'incision longitudinale des quatre premiers anneaux, savoir : le 1er 6, le 2me 6, le 3me 8, le 4me 5 ; ensemble, 25 de côté, ou une ouverture d'une circonférence de. . . . . 50 ^{mm}

Ce qui équivaut, pour la double incision en T, à une circonférence totale de. . . .. 122 ^{mm}

Dans la *trachéotomie sous-thyroïdienne*, la coupe longitudinale de quatre anneaux a fourni 23^{mm} de côté, ou une ouverture d'une circonférence de, ... 46 ^{mm}

Différence à l'avantage de la trachéotomie sous-cricoïdienne. . . . . 76 ^{mm}

2° *Femme adulte.*

Les diamètres de la trachée-artère, pris à l'intérieur du premier anneau, offrent :

Le bilatéral, 16,5^{mm}, l'antéro-postérieur, 15,5, moyenne, 16, circonférence de. . . . . 48 ^{mm}

Dans la *trachétomie sous-cricoïdienne*, les coupes ont fourni :

1° L'incision transversale des 3/5mes antérieurs du premier espace trachéal, 30^{mm} de côté, ou une ouverture d'une circonférence de. . . . . 60 ^{mm}

2° L'incision longitudinale des quatre premiers anneaux, savoir : le 1er 8^{mm}, le 2me 7^{mm}, le 3me 5^{mm}, le 4me 5^{mm} ; ensemble, 25 de côté, ou une circonférence de. . . . . 50 ^{mm}

Ce qui équivaut, pour la double incision en T, à une circonférence totale de. , ... 110 ^{mm}

Dans la *trachéotomie sous-thyroïdienne*, la coupe longitudinale de quatre anneaux a fourni 25^{mm} de côté, on une ouverture d'une circonférence de. . . . . 50 ^{mm}

Différence *à l'avantage de la trachéotomie sous-cricoï-dienne.* . . . . 60 mm

3° *Enfant fort et bien développé de 14 mois.*

Les diamètres de la trachée, pris à l'intérieur du premier anneau, offrent :

Le bilatéral, 10mm, l'antéro-postérieur, 10, moyenne, 10, circonfé-rence. . . . . 30 mm

Dans la *trachéotomie sous-cricoïdienne*, les coupes ont fourni :

1° L'incision transversale des 3/5mes intérieur du 1er espace rachéal, 18mm de côté, ou une ouverture d'une circonférence de. . . . . 36 mm

2° L'incision longitudinale des deux premiers anneaux : 10 de côté, avec une circonférence de. . . . . 20 mm

Ce qui équivaut, pour la double incision en T, à une circon-férence totale de. . . . . 56 mm

Dans la *trachéotomie sous-thyroïdienne*, la coupe longitu-dinale de quatre anneaux a offert 19mm de côté, ou une ouver-ture d'une circonférence de. . . . . 36 mm

Différence *à l'avantage de la trachéotomie sous-cricoï-dienne.* . . . . 20 mm

Les mesures précédentes, tout exactes qu'elles sont, peuvent laisser subsister quelque incertitude dans l'esprit de celui qui voudrait connaître l'aire vraie des ovales obtenus par l'un et l'autre procédés ; la circonférence ne la donne pas toujours d'une manière absolue. C'est pour y parvenir, ou du moins pour en approcher le plus près possi-ble, que j'y ai ajouté les mesures des ovales dans les observations sui-vantes :

4° *Homme de 34 ans.*

Les diamètres de la trachée, pris à l'intérieur, offrent : le bilatéral, 18mm, l'antéro-postérieur, 17, moyenne, 17,5, circonférence.   52,5

Dans la *trachéotomie sous-cricoïdienne*, les coupes fournissent :

1° L'incision transversale des 3/5mes antérieurs du 1er

espace trachéal, 31,5 de côté, ou une ouverture d'une circonférence de. . . . .   63 mm

2° L'incision longitudinale des quatre premiers anneaux a
fourni, savoir : le 1er 7, le 2me 5, le 3me 6, le 4me 8; ensemble 26 de côté, ou une ouverture d'une circonférence de. .   52 mm

Ce qui équivaut, pour la double incision en T, à une circonférence totale de. . . . .   115 mm

L'*ovale* de cette double incision a offert dans son diamètre
supéro-inférieur, 41mm, dans son bilatéral, 36; moyenne,
38,5; circonférence. . . . .   115,5 mm

Dans la *trachéotomie sous-thyroïdienne*, la coupe a
fourni, savoir :

1° L'incision longitudinale de quatre anneaux : 25mm de
côté, ou une circonférence de. . . . .   50 mm

2° L'ovale de cette incision un peu tendu, dans son diamètre supéro-inférieur, 24; dans son bilatéral, 16; moyenne,
20; circonférence. . . . .   60 mm

Différence à l'*avantage de la trachéotomie sous-cricoïdienne* :

1° Pour la circonférence totale (un peu plus du double) ou   65 mm
2° Dans les ovales (près du double), ou. . . . .   55 mm

5° *Femme de 55 ans.*

Les diamètres de la trachée, pris à l'intérieur, au niveau du premier
anneau, offrent : le bilatéral, 16; l'antéro-postérieur, 15; moyenne,
15,5; circonférence. . . . .   46,5 mm

Les diamètres internes de l'*anneau cricoïdien*, pris à l'intérieur, ont présenté : le bilatéral, 12,5; l'antéro-postérieur,
13; moyenne, 12,5; circonférence. . . . .   37,5 mm

Dans la *trachéotomie sous-cricoïdienne*, les coupes ont
fourni, savoir :

1° L'incision transversale des 3/5mes antérieurs du premier
espace trachéal, 28 de côté, ou une ouverture d'une circonférence de. . . . .   56 mm

2° L'incision longitudinale des quatre premiers anneaux,

savoir : le 1er 6, le 2me 5, le 3me 5, le 4me 4 ; ensemble, 20,
ou une ouverture d'une circonférence de. . . . .   40 ^{mm}

   Ce qui équivaut, pour la double incision en T, à une circonférence totale de. . . . .   96 ^{mm}

   L'ovale de cette double incision a donné, dans son diamètre supéro - inférieur, 31 ; dans son transverse, 25 ;
moyenne, 28 ; circonférence. . . . .   84 ^{mm}

   Dans la *trachéotomie sous-thyroïdienne*, la coupe a
fourni, savoir :

   1° L'incision longitudinale de quatre anneaux, 22^{mm} de
côté, ou une circonférence de. . . . .   44 ^{mm}

   2° L'ovale de cette incision, un peu tendu, dans son diamètre supéro-inférieur, 19 ; dans son bilatéral, 15, moyenne,
17 ; circonférence. . . . . , ...   51 ^{mm}

   Différence à l'avantage de la *trachéotomie sous-cricoï-*
dienne :

   1° Pour la circonférence totale : plus du double, ou. . .   52 ^{mm}

   2° Dans les ovales, moins du double, ou. . . . .   33 ^{mm}

6° Femme adulte atteinte d'un goître volumineux.

Le goître de cette femme s'étendait du bord inférieur du cartilage
thyroïde à 3 centimètres du sternum ; il pénétrait sous les muscles
sterno-mastoïdiens qu'il soulevait et tendait, et se prolongeait en dedans,
sous la trachée-artère qu'il entourait presque entièrement. Uni à la
peau par un tissu cellulaire d'un grande laxité, on pouvait déprimer
facilement sa région moyenne, et arriver au cartilage cricoïde et au
premier anneau. Les conditions étaient moins avantageuses sous son
bord inférieur ; sa proéminence, le court espace demeuré libre entre le
sternum et lui, et surtout un réseau vasculaire sous-thyroïdien, forte-
ment développé, auraient offert des obstacles presque insurmontables
pour atteindre la trachée dans ce point pendant la vie. Le corps thyroïde se trouvait constitué par un tissu granuleux, homogène et d'un
gris-jaunâtre. Deux petites parties seules étaient ramollies dans son lobe
gauche.

Les diamètres internes de la trachée, pris au niveau du premier
anneau, ont donné : le bilatéral, 15^{mm} ; l'antéro-postérieur, 14 ;
moyenne, 14,5 ; circonférence. . . . .   43,5 ^{mm}

Les diamètres internes du *cartilage cricoïde* avaient : le bilatéral, 13 ; l'antéro-postérieur, 14 ; moyenne, 13,5 ; circonférence. . . . . 40,5 mm

Dans la *trachéotomie sous-cricoïdienne*, les coupes ont fourni, savoir :

L'incision transversale des 3/5mes antérieurs du premier espace trachéal, 26 de côté, ou une ouverture d'une circonférence de. . . . . 52 mm

L'incision longitudinale des deux premiers anneaux qui, seuls ont pu être atteints, savoir :

Le 1er 4 ; le 2me 7 ; ensemble, 11 de côté, ou une ouverture d'une circonférence de. 22 mm

Ce qui donne pour la double incision en T, une circonférence totale de. . . . . 74 mm

L'*ovale* de cette double incision offrait dans son diamètre supéro-inférieur, 29 ; dans son diamètre bilatéral, 21 ; moyenne, 25 ; circonférence. . . . . 75 mm

Dans la *trachéotomie sous-thyroïdienne*, les coupes ont donné :

L'incision longitudinale de quatre anneaux, 17, ou une circonférence de. . . . . 34 mm

L'ovale de cette incision dans son diamètre supéro-inférieur, 12 ; dans son transverse, 14 ; moyenne, 13 ; circonférence. . . . . 39 mm

Différence à l'avantage de la *trachéotomie sous-cricoïdienne :*

1° Pour la circonférence totale, plus du double, ou. . . . 40 mm

2° Pour les ovales, un peu moins du double, ou. . . . . . 36 mm

Papeterie Susse frères, 31, place de la Bourse.

Paris. — Imprimerie Félix Malteste et Cᵒ, rue des Deux-Portes-Saint-Sauveur, 22.